AF310640

EXAMEN

D'UNE QUESTION

D'HYGIÈNE PUBLIQUE

A PROPOS DE L'ÉPIDÉMIE

DE

FIEVRE TYPHOIDE

QUI SÉVIT A LYON

Par M. F. QUIVOGNE

Vétérinaire à Lyon

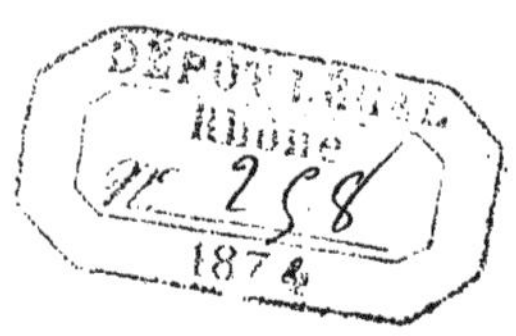

LYON

IMPRIMERIE ADMINISTRATIVE DE V⁰ CHANOINE

10, place de la Charité, 10

1874

EXAMEN

D'UNE QUESTION

D'HYGIÈNE PUBLIQUE

A PROPOS DE L'ÉPIDÉMIE

DE

FIÈVRE TYPHOIDE

QUI SÉVIT A LYON

———————

L'épidémie de fièvre typhoïde qui vient de frapper si douloureusement la population lyonnaise, depuis quelques semaines, a ramené l'attention publique vers des questions d'hygiène de la plus haute importance, mais que, à Lyon surtout, nous avons malheureusement le tort d'oublier lorsque l'état normal reparaît et que la santé publique ne laisse plus d'inquiétudes. Pour une agglomération pareille à celle qui compose la ville de Lyon, rien n'est plus dangereux que cette indifférence coupable, de laquelle nous ne savons nous débarrasser qu'au moment où nous sommes frappés, c'est-à-dire, presque toujours trop tard pour qu'il soit possible de nous défendre.

Tel est le cas de cette grave et importante question des vidanges de la ville de Lyon, à propos de laquelle chacun discute aujourd'hui, sans songer seulement que depuis un temps immémorial, la question n'a pas cessé d'être posée, sans que, cependant, rien ait été changé au système d'extraction que nous voyons fonctionner aujourd'hui et contre lequel nos aïeux devaient déjà certainement protester lorsque, comme en ce moment, la peur ou le danger les obligeaient d'y songer.

Mon intention n'est pas d'examiner ici la question des vidanges d'une manière générale; car, cette étude exigerait des développements que ne comporte pas le simple point de vue auquel je me suis placé. Je veux seulement examiner ce qui concerne spécialement la ville de Lyon sous ce rapport, et apprécier la valeur d'un projet de réforme qui parait avoir, à Lyon, un certain nombre de partisans, qui a en outre l'avantage d'être patronné par plusieurs organes de la presse locale, et que le *Journal de Lyon,* entre autres, developpait de la manière suivante, dans son n° du 9 courant :

« Il est de toute nécessité que l'on renonce au système
« des fosses fermées pour déverser les liquides dans les
« égouts soumis à des lavages à grande eau, à l'aide,
« soit d'un canal qui irait prendre les eaux du Rhône en
« amont de Lyon, soit de machines élévatoires sur
« le fleuve. La question est à étudier au point de vue
« des voies et moyens, mais il faut absolument renoncer
« à la fosse fermée, partout où il y a des égouts. »

Je ne m'arrêterai pas à signaler tous les vices fondamentaux de notre système actuel de vidange. — Tout le monde l'apprécie comme il mérite de l'être; c'est-à-dire que, depuis longtemps, chacun réclame sa suppression immédiate et radicale. Donc, pas de discussion sur ce point. Mais pour opérer cette réforme si vivement attendue, il est indispensable de se rappeler qu'il y a, dans cette question des vidanges, deux points importants à considérer et qu'il ne faut jamais perdre de vue : c'est l'hygiène publique, d'abord, et, ensuite les intérêts de l'agriculture qui se rattachent d'une façon si intime à notre fortune nationale.

Tout système qui ne sauvegardera pas d'une façon sérieuse ces intérêts majeurs, nous ramènera fatalement tôt ou tard, à la situation regrettable qui jette aujourd'hui le trouble et l'inquiétude au sein de la population lyonnaise.

Examinons donc qu'elle est, au double point de vue que je viens de signaler, la valeur du système qui consisterait à supprimer les fosses fermées et à rejeter dans le lit de nos deux fleuves, à l'aide de canaux spéciaux, tout ou partie des matières fécales que produit la ville de Lyon.

Avant d'étudier les conséquences de l'application de ce système relativement à l'hygiène publique, on me permettra de bien affirmer tout d'abord ce point important : c'est que l'eau, surtout, est, avec l'air, l'agent de transmission le plus habituel des maladies épidémiques. Tel est l'avis des hygiénistes et des physiologistes les plus remarquables de notre époque. Dans un travail très-important sur la marche et la prophylaxie du choléra, lu à une des séances générales du congrès de l'Association française pour l'avancement des sciences (session de Lyon 1873), M. le docteur Blanc, médecin de la reine d'Angleterre, a établi, par une série d'observations recueillies par lui, dans les Indes anglaises et en Abyssinie, que la transmission de cette affection terrible s'effectue dans l'immense majorité des cas, par les voies digestives, et que l'eau est presque toujours le véhicule, l'agent principal de cette transmission.

D'un autre côté, les belles et importantes recherches de mon savant maître, M. le professeur Chauveau, sur la transmission de la phthisie pulmonaire, établissent d'une façon irréfutable que, à propos de cette maladie si dangereuse, les voies digestives sont encore le grand canal de transmission, et que, chez les animaux du moins, la phthisie pulmonaire peut se communiquer par cette voie, pour ainsi dire à coup sûr et selon la volonté de l'expérimentateur.

Mais, afin d'affirmer davantage encore ce point capital et de faire saisir quel rôle important joue l'eau potable dans le développement des affections épidémiques et surtout, de la fièvre typhoïde, on me permettra de signaler quelques exemples récents, ayant une analogie frappante avec la constitution médicale actuelle de la ville de Lyon.

Au commencement de l'année dernière, c'est-à-dire dans les mois de février et mars 1873, la ville de Versailles fut subitement envahie par une épidémie de fièvre typhoïde qui fit, à l'époque, un certain bruit. La population sédentaire et ambulante de la nouvelle capitale de la France, se préoccupa vivement de cette situation inattendue et supposa de suite que les eaux destinées à la consommation publique pouvaient bien en être la cause.

Les recherches de la science ne firent que contrôler le jugement porté par la rumeur publique.

On constata bientôt, en effet, que l'épidémie susdite succédait à des crues récentes et considérables de la Seine, qui avait noyé les roues de Marly et empêché conséquemment les pompes de refouler jusqu'à Versailles le volume d'eau nécessaire à l'alimentation publique, et que, pendant ce moment d'arrêt, la population avait dû se servir de l'eau stagnante des étangs ou de l'eau de Seine, emmagasinée dans des réservoirs depuis un temps plus ou moins long. Cette eau stagnante des étangs et celle des réservoirs renfermait une certaine quantité de matières organiques et avait incontestablement subi un commencement de fermentation putride, car M. Rabot, secrétaire du Conseil d'hygiène constata, le 1er mars, la présence de neuf dixièmes de milligrammes d'ammoniaque par litre dans cette eau des étangs. Mais lorsque les roues de Marly purent fonctionner, elles refoulèrent à Versailles de l'eau chargée d'une grande quantité de matières organiques provenant, ainsi que le déclare le rapport au Conseil d'hygiène, des alluvions fermentescibles que déversent à la Seine les égouts collecteurs de Clichy et de St-Denis et même les déversements de la voirie de Boudy, et que la violence du courant aurait entraînés bien au-delà de Bougival et de Marly. Et la preuve c'est que, en temps ordinaire, l'eau de Seine ne contient à Port-Marly qu'un peu plus de deux centièmes de milligrammes d'ammoniaque par litre, tandis que, en février et mars 1873, et d'après les analyses de M. Rabot, elle en renfermait jusqu'à cinq milligrammes et demi pour le même volume.

Les causes de l'épidémie de Versailles étant d'ailleurs accidentelles et parfaitement établies, ses ravages furent bientôt arrêtés, mais après avoir atteint quand même et à divers degrés, d'après M. le Dr Decaisne, le treizième de la population.

Je n'ai pas besoin de faire ressortir quelle analogie frappante existe entre l'épidémie actuelle de Lyon et celle de Versailles, dans les mois de février et mars 1873. Ce premier fait serait à lui seul capable, peut-être, de motiver nos craintes et d'éveiller nos soupçons à l'égard de la salubrité des eaux qui servent généralement à la consommation publique de la ville de Lyon. Mais je ne me bornerai pas à ce seul exemple pour faire saisir quel rôle capital joue l'eau dans le développement des affections épidémiques et spécialement de la fièvre typhoïde, lorsqu'elle est souillée par la présence de matières organiques d'origine animale surtout. Et c'est un pays voisin, c'est l'Angleterre, qui va me fournir de nouveaux exemples qui se trouvent consignés dans les rapports du *Médical - Département* et de la Commission que le gouvernement belge délégua, en 1862, en Angleterre, pour étudier les questions relatives à l'écoulement des eaux d'égouts dans les grandes villes.

A Croydon, d'après la Commission belge, l'arrivée des eaux d'égouts dans la rivière qui avoisine cette ville, fut suivie d'inconvénients si graves et de procès en indemnité si nombreux, que la ville se vit dans l'obligation d'acheter à une certaine distance et en aval, une quantité considérable de terrains sablonneux destinée à recevoir les eaux de ses égouts et à leur faire subir ainsi une filtration sérieuse à travers le sol, avant de se mélanger avec celles de la rivière. Mais, malgré cette ingénieuse combinaison, l'effet dangereux de ces eaux infectées persista et s'étendit, d'après la Commission « à plusieurs puits du voisinage, dont les eaux furent « altérées. » En outre, un fait non moins grave fut révélé par M. le docteur Odling, professeur de chimie à Guy's-Hôpital, « c'est que ces irrigations produisaient des fièvres intermittentes dans les localités avoisinantes. »

D'après la même Commission, « les dépôts dans lesquels « sont ammenés les eaux d'égouts de la ville de Leicester, « répandent au loin une odeur fétide et qui doit être « nécessairement insalubre. »

« A Manchester, après avoir constaté *les graves incon-* « *vénients* qui résultent de la souillure des eaux potables « par les eaux d'égouts, au point de vue de la salubrité « publique, la Commission ajoute que la ville n'a pas « encore trouvé de moyen pratique de remédier au « mal. »

A Douvres, les eaux des égouts se déversent dans la mer, et à Liverpool dans la Mersey, qui se jette aussi dans la mer et présente sur ce point une très-grande largeur. Ce fait du voisinage des eaux de l'Océan fait supposer à la Commission belge « que ces deux villes « n'éprouvent pas les inconvénients dont on se plaint à « juste titre dans les autres villes qu'elle a visitées. »

Mais les expériences et les recherches de M. Frankland sur les eaux de Tamise, où viennent déboucher tous les égouts de Londres, prouvent que, malgré la transformation industrielle que ces eaux subissent au moment de leur sortie des égouts et avant d'être rejetées dans le lit du fleuve, elles sont, pour la santé publique, un danger tel que, à Londres, il revêt, à certains moments, les proportions d'un véritable fléau.

A Douvres et à Liverpool, les choses ne peuvent donc pas se passer autrement.

D'ailleurs, l'Angleterre paye malheureusement d'une façon terrible, depuis quelques années, les conséquences de ce fameux système de canalisation, que l'on nous propose et qu'elle a fait appliquer dans un grand nombre de ses villes. La fièvre typhoïde y sévit avec une violence telle que, d'après des statistiques officielles, pendant les années 1869-1870, cette affection aurait atteint 200,000 personnes et fait 20,000 victimes !

Voici quelques exemples concernant la marche de cette maladie :

« A Guildford, dit le rapport du *Medical departement,*
« un égout laisse pénétrer des infiltrations dans un puits
« qui alimente une grande partie de la ville. 330 maisons
« s'y fournissent d'eau. Dans ces maisons, 150 cas de
« fièvres entériques éclatent dans une semaine ; la se-
« maine suivante on relève 100 cas nouveaux ; *dans les*
« *1,345 autres maisons de la ville, on n'observe pas un*
« *seul cas.*

« A Zerling, une inondation mêle les eaux de sources
« et les eaux de drains ; en deux mois, sur une popula-
« tion de neuf cents personnes, 300 sont atteintes de
« fièvre typhoïde ! »

L'épidémie actuelle de Lyon ne pourrait-elle pas avoir les mêmes causes ? Je n'ai certainement pas la prétention de vouloir élucider cette question importante que je me contente de poser, et que, grâce à leur savoir et à leurs talents d'observation, mes grands confrères de la médecine de l'homme éclaireront bien certainement avant peu. Mais une chose me frappe, dans cette épidémie lyonnaise : c'est sa marche, et, surtout, la proportion, relativement au sexe, dans laquelle notre population a été atteinte.

Dans le numéro du *Lyon médical* de dimanche dernier, 10 mai, se trouve un article excessivement intéressant de M. le docteur Perroud, sur l'état actuel de l'épidémie lyonnaise. Dans le cours de cet exposé clair et précis, comme le savant docteur a l'habitude de les faire, figure un tableau des fièvres typhoïdes admises en traitement dans les hôpitaux civils de Lyon, du 13 avril au 3 mai.

Je constate, dans ce tableau, ce fait remarquable : que sur le nombre des malades, il se trouve deux fois plus de femmes ou d'enfants que d'hommes adultes, et que, même pour les enfants, la proportion des petits garçons atteints est encore le double de celle des petites filles.

Je ne veux ni torturer cette statistique, ni lui demander ce qu'elle ne dit pas. Mais lorsque j'étudie et que je cherche à établir par des faits quelle est l'influence funeste, sur notre organisme, de l'eau infectée par des matières animales ; lorsque je constate que, sur d'autres points, il a été reconnu que des épidémies semblables à la nôtre n'avaient pas eu d'autres causes ; quand je connais la perméabilité du sol sur lequel repose toute la partie basse de la ville et le déplorable état d'entretien dans lequel se trouve un grand nombre de nos fosses d'aisances, sous le rapport des infiltrations ; lorsque la science et l'expérience m'enseignent que, *quoique filtrées*, les eaux peuvent rester dangereuses par les matières dissoutes qu'elles contiennent, je puis bien me demander ce que doit être, au point de vue de l'hygiène publique, l'eau que nous consommons généralement et, surtout, celle qui provient de la nappe souterraine, qui peut être si facilement infectée par des infiltrations et qui sert à alimenter encore un grand nombre des maisons de notre ville.

Et quand la statistique de M. le docteur Perroud vient m'autoriser à pouvoir avancer ce fait que, à Lyon, la fièvre typhoïde frappe ses victimes pour ainsi dire en raison de la quantité d'eau qu'elles boivent habituellement, — car la femme en boit deux fois plus que l'homme adulte et, concordance singulière, le petit garçon au moins deux fois plus encore que la petite fille — j'entrevois un rayon de lumière qui vient singulièrement éclairer cette grave et importante question ; et si je poursuis mes recherches du côté de cette voie nouvelle qui s'impose forcément à mon esprit, toute une série de faits viennent appuyer l'accusation que je formulais d'une façon dubitative au sujet de l'influence de nos eaux potables sur le développement et la marche de l'épidémie qui nous frappe aujourd'hui.

Au Lycée, la fièvre typhoïde frappe, surtout, les élèves internes. Les externes, vivant dans leur famille et buvant, sans aucun doute, beaucoup moins et de meilleure eau que celle qui alimente l'établissement, sont généralement épargnés. Dans la rue de Lyon, dans celle de l'Hôtel-de-Ville, où les matières animales et les immondices de chaque maison passent aux égouts, par suite de la suppression des fosses d'aisances, qu'une tolérance malheureuse de l'administration municipale de 1854 avait autorisée, l'épidémie frappe plus énergiquement encore que partout ailleurs. Qui pourrait affirmer que l'infiltration de ces eaux putrides à travers des canaux dont tous les promeneurs connaissent les détestables émanations, n'ont pas infecté les puits de ce quartier?

Si je pénètre dans les casernes de la ville, toutes situées dans la partie basse, je constate que l'épidémie a fait, à Lyon, proportionnellement plus de ravages dans la population militaire que dans la population civile. Et la cause que je signale trouve encore ici son application, car chacun sait que l'eau est, forcément, la boisson habituelle et presque exclusive de l'immense majorité des soldats.

A Sathonay, dans la plupart des forts, où l'eau est saine et a beaucoup plus de chance de ne pas être contaminée, les militaires sont épargnés. Il en est de même de l'Ecole vétérinaire, qui s'alimente à des sources particulières provenant directement de la montagne voisine. J'en dirai autant de tous les vastes établissements d'instruction situés sur les hauteurs de St-Irénée, de St-Just, de Fourvières et de la Croix-Rousse. Tous ont été à l'abri de l'épidémie, et j'affirmerais d'avance que la plupart de ces établissements sont alimentés d'eaux provenant de puits particuliers, creusés sur place et parfaitement sains.

En face de ces faits et de la concordance si régulière, si correcte qui se trouve exister entre le développement de la fièvre typhoïde et la quantité de certaines eaux consommées par ceux qu'elle atteint, mes doutes s'affermissent, prennent corps, mes craintes redoublent, et après avoir signalé à l'attention de qui de droit cette situation particulière de la ville de Lyon en ce moment, je me demande ce que serait la salubrité de notre ville et à quels dangers serait exposée sa population, si, par la suppression des fosses d'aisances, on venait ajouter aux immondices qui circulent incessamment dans les égouts, la masse considérable des matières animales que produit une agglomération de 350,000 habitants ?

C'est ce que je vais essayer de faire comprendre.

La production physiologique en déjections solides et liquides est annuellement et, en moyenne, et par tête d'habitant de :

>   475 kilogrammes d'après Boussingault ;
>   438   —   — Barral ;
>   484   —   — Fraas ;
> et de 486   —   — Grandeau.

En acceptant le chiffre indiqué par Boussingault, on trouve, par un simple calcul, que la quantité de matières organiques, éminemment putrescibles que l'on propose de déverser dans le courant de nos deux fleuves, s'élèverait annuellement, pour la ville de Lyon, c'est-à-dire pour une population de 350,000 habitants, à la masse considérable de 162,500,000 kilogrammes ou 162,500 mètres cubes.

J'apprécierai plus loin combien de millions de francs représente cette production annuelle dont l'agriculture a un si grand besoin.

Mais je n'examine, en ce moment, que le côté si important et si grave de la santé publique. Et après avoir fait comprendre quel foyer d'infection créerait immédiatement le système de la suppression des fosses avec l'écoulement des matières par les canaux, je ne puis m'empêcher d'affirmer hautement cette conviction profonde : que l'accomplissement d'une œuvre pareille aurait pour résultat, non-seulement d'entretenir et de promener sans relâche des causes incessantes de maladies et de mort à travers nos rues, mais encore de charger le courant de nos deux grands et beaux fleuves de poursuivre cette lugubre tâche sur toutes les populations riveraines situées en aval de Lyon; et cela à une distance que les partisans de ce système ne paraissent pas avoir bien appréciée.

Cependant de sérieuses et intéressantes recherches ont éclairé cette question importante de savoir jusqu'à quelle distance persiste la pollution des eaux fluviales par les matières organiques. Ces recherches ont été faites par M. Emile Monier sur les eaux de la Seine, dont le courant est beaucoup moins rapide que celui du Rhône. A l'aide d'un procédé de dosage facile et qu'il serait utile d'appliquer partout (1), M. Emile Monier a établi ce fait que, même à St-Germain, l'eau de la Seine est plus de *deux fois plus riche en matières organiques* qu'elle ne l'est à Bercy; et que l'effet des collecteurs ne commence à disparaître que vers Poissy, quoique du collecteur d'Asnière à St-Germain la distance soit de 30 kilomètres environ.

Qui peut dire aujourd'hui jusqu'à quelle limite le courant rapide du Rhône emporterait cette cause incessante d'empoisonnement?

Et encore, dois-je ajouter que ces 160,000 mètres cubes de matières entraînées par le courant du fleuve et auxquelles viendraient nécessairement s'ajouter les eaux d'égouts fournies par nos deux collecteurs — dont j'ignore le débit — laisseraient déposer nécessairement dans le lit du Rhône une masse considérable de matières solides; car, d'après M. de Parville, les collecteurs de Clichy et de St-Denis, qui versent en Seine environ 250,000 mè-

---

(1) La méthode repose sur l'emploi du permanganate de potasse. La liqueur titrée permet de déterminer, par sa décoloration, la proportion relative de matière organique en suspension dans l'eau.

tres cubes de simples eaux vannes par jour, produisent annuellement, dans le lit de la Seine, un dépôt solide évalué à 120,000 tonnes. Ces dépôts formeraient inévitablement dans le cours du Rhône et sur une distance qu'il est difficile d'apprécier, des bancs de matières éminemment putrescibles, qui émergeraient pendant toutes les périodes d'eaux basses pareilles à celle que nous observons aujourd'hui. Et si les grands projets de dérivation des eaux du fleuve en aval de Lyon venaient à s'exécuter au bénéfice, comme on le dit, des vignobles de quelques départements du Midi, l'effet serait bien autrement terrible. Je ne parle pas du cours de la Saône aux Etroits; car, en raison de l'immobilité du fleuve sur ce point, le système de l'écoulement des matières aux égoûts transformerait tout simplement ce site admirable et si recherché en un immonde cloaque dans le voisinage duquel personne ne voudrait ou n'oserait habiter. Mais que deviendraient les rives du Rhône en aval de Lyon? Que penseraient les populations riveraines de cette région? Je me dispenserai de le dire, car chacun le devine. Et il m'est impossible de croire qu'une administration municipale de la ville de Lyon ose jamais, et quelle qu'elle soit, affronter une responsabilité pareille.

Et que l'on ne vienne pas invoquer l'action bienfaisante de ces prétendus torrents d'eau que l'on irait prendre en amont de Lyon, soit en dérivant les eaux du Rhône par un canal, soit à l'aide de machines élévatoires; car, sans compter que cette opération aurait pour résultat immédiat de dessécher absolument le lit du fleuve qui, aujourd'hui, n'est pour ainsi dire plus, de Perrache à St-Clair, qu'une succession de bancs de sables, les matières putrescibles n'en resteraient pas moins dangereuses, car une dilution de ce genre ne pourrait jouer qu'un rôle infiniment restreint sur leurs effets pathogéniques. Les eaux contaminées agissent bien plus, sur l'organisme, par leurs matières dissoutes que par celles qu'elles tiennent en suspension; en admettant que le dosage de l'infection de celles-ci fût relativement restreint, les conséquences qui résulteraient de leur emploi n'en seraient pas moins aussi sûres que redoutables.

D'ailleurs, l'expérience a jugé ce fameux système de l'écoulement des matières aux égouts. Il fonctionne actuellement encore à Londres; et les résultats sont tels que, depuis plusieurs années, cette grande cité a sacrifié plus de millons pour pallier, pour corriger sa faute, qu'elle n'en a dépensés pour la commettre. Des établissements immenses, sans pareils au monde, peut-être, ont été installés a grands frais à Crosness et à Thodenham, sur les bords de la Tamise, dans le seul but de traiter les eaux d'égouts pour en séparer les matières animales qu'elles contiennent, avant de les rejeter à la Tamise. Mais tous ces prodiges de l'industrie humaine, tous ces immenses sacrifices n'ont abouti jusqu'à ce jour qu'à des résultats absolument insuffisants. Londres comprend le danger qui la menace et se prépare depuis longtemps à remplacer le système que l'on nous propose d'expérimenter à Lyon aujourd'hui.

J'ignore à quel chiffre s'élèveraient les dépenses qu'entraînerait l'application de ce système dans notre ville.

Je sais seulement, d'après M. de Freycinet (1) que, pour accomplir des travaux de canalisation de ce genre, dans la seule partie nord de la ville de Londres, la Compagnie qui en a accepté l'exécution demandait six ans et cent millions! D'un autre côté, les études de M. Belgrand, concernant le complément de la canalisation de Paris, pour atteindre le même but, établissent que cette entreprise — rejetée d'ailleurs par le conseil municipal de Paris en 1871-1872—exigerait 12 à 15 années de travaux et plus de cinquante millions pour être menée à bonne fin. C'est à la population lyonnaise et surtout à ceux de nos concitoyens auxquels est confiée l'administration de

---

(1) Rapport sur l'emploi des eaux d'égout de Londres, 1867.

notre fortune communale, de juger si la situation finan-
cière de la ville permet de pouvoir se jeter dans une
pareille entreprise.

On parle beaucoup des immenses travaux que les Romains effectuaient partout, en vue de cette grande mais
simple question des eaux. Lyon possède, en effet, de
beaux et précieux vestiges de cette sollicitude toute
particulière des Romains à l'égard des eaux qui devaient
servir à leur consommation. Mais ces dérivations gigan-
tesques des eaux du Gier, du Garon, de la Brévenne et du
Mont-d'Or, qui servaient à l'alimentation du Lugdunum
antique, prouvent simplement une chose, qui vient préci-
sément à l'appui de ma thèse : c'est que, déjà, ces hommes
robustes et courageux tenaient pour parfaitement suspectes
les eaux des deux fleuves qui coulaient à leurs pieds, et
qu'après une foule de recherches et de travaux nous
nous trouvons forcés de consommer aujourd'hui.

Donc, et sous tous les rapports, je ne saurais trop le
répéter, la suppression des fosses d'aisances combinée avec
l'écoulement dans nos deux fleuves, des matières qu'elles
renferment, serait pour la ville de Lyon une entreprise
ruineuse, une œuvre mauvaise, funeste, terrible, peut-
être, pour l'avenir de notre belle, de notre grande et
chère cité qui, par les sites qui l'environnent et la domi-
nent, par sa situation incomparable sur deux fleuves
qui assainissent et vivifient incessamment son atmosphère,
est considérée à juste titre, par tous les étrangers qui la
connaissent, comme une des villes les plus riches et les
plus belles de France.

Mais après avoir prouvé, je l'espère du moins, que le
système de l'écoulement des matières aux égouts ne doit
pas être appliqué aux vidanges de la ville ; et, étant
admis qu'il y a nécessité absolue de supprimer le plus
tôt possible le système d'extraction actuel que, malgré
ses protestations et ses plaintes, la population lyonnaise se
voit forcée de subir depuis un si grand nombre d'années,
il est nécessaire de rechercher s'il n'y a pas de procédé

.d'extraction plus pratique et plus rationnel que celui qui fonctionne aujourd'hui.

Les faits et les considérations qui précèdent me paraissent prouver surabondamment que : au double point de vue de l'hygiène publique et des intérêts de l'agriculture, il est de toute nécessité de n'accepter que des procédés d'extraction établis sur le principe du maintien absolu des fosses parfaitement étanches et susceptibles de remédier aux inconvénients qu'entraînent le service de nuit et le fonctionnement, aussi dangereux que désagréable, de ces pompes à bras d'hommes, que chacun connaît, pour en avoir du moins évité l'approche et surtout le contact.

Depuis longtemps les inventeurs s'exercent autour des questions complexes qui se rattachent au service des vidanges dans les grandes villes. Une foule de procédés, que je ne crois pas devoir examiner ici, ont été préconisés dans ces derniers temps à ce sujet. Les uns ont proposé la désinfection soit disant complète des fosses par des transformation de matières qui ne feraient d'ailleurs que compliquer l'opération finale en augmentant la quantité des produits à extraire. D'autres ont essayé d'annihiler l'effet des gaz qui s'échappent des fosses ou des tonneaux actuels, par une série de procédés plus ou moins pratiques, mais qui, jusqu'à ce jour, ne paraissent pas avoir pu supporter convenablement l'épreuve décisive de l'expérimentation. D'ailleurs, tous ces procédés laissent absolument debout les coutumes actuelles et ne s'appliquent qu'à ces véhicules abjects dont nous reverrons bientôt, sans doute, se dessiner les files interminables. Aucun système ne supprime la manœuvre de la pompe à bras, ni surtout ce service de nuit, qui trouble si profondément la population, en même temps qu'il porte une atteinte sérieuse à la somme de travail de jour que pourraient fournir les hommes qui l'exécutent, si cette tâche pénible ne leur était pas imposée aux heures que chacun connaît.

Je ne vois qu'un système d'extraction qui puisse parer
à tous ces inconvénients. C'est le *procédé par le vide*, fait
préalablement dans des appareils en tôle montés sur
roues et qui, une fois mis en contact, par des tuyaux *ad
hoc,* avec la matière à extraire, aspirent celle-ci sans le
secours d'aucun aide et avec une rapidité dont il est difficile de se rendre compte de prime-abord. Il ne peut plus y
avoir ici l'ombre d'émanations ni de dégagements ; car
alors l'appareil ne fonctionnerait plus. Rien n'échappe à
cette aspiration forcée : matières solides et liquides, tout
passe à travers les tuyaux pour se rendre dans l'appareil qui, une fois rempli (et cette opération n'exige pas
plus de *quelques minutes*), s'éloigne pour faire place à un
autre, s'il est nécessaire. Avec ce système, la vidange
d'une fosse de grande dimension peut toujours s'effec-
tuer en moins d'une heure.

Ce procédé est d'ailleurs appliqué à Paris par une compagnie spéciale de vidanges ; il fonctionne actuellement
aussi, me dit-on, dans plusieurs villes du Midi de la
France et de l'étranger , en plein jour et en plein soleil,
sans que personne soit incommodé par la besogne peu
agréable qu'il effectue.

Pourquoi l'administration lyonnaise n'étudierait-elle
pas quelle est la valeur réelle de ce système ; dont
notre ville pourrait être dotée, si les avantages de son
application sont aussi grands que son adoption par
d'autres villes semble le démontrer ?

Il y aurait là une grande et belle réforme à accomplir,
parfaitement digne, il me semble, d'exciter le zèle de
nos administrateurs, et sur laquelle j'ai cru nécessaire
d'appeler toute leur attention.

D'ailleurs, si je ne me trompe, des études sérieuses ont
été faites déjà sur ce sujet, par les soins du Conseil
municipal de la ville de Lyon, en 1871 ou 1872 et
sous la direction de M. Cellèr, alors ingénieur en
chef de la ville ; les rapports de cette époque pourraient peut-être servir soit à fixer le jugement de notre

administration actuelle, soit comme point de départ d'une étude qu'il lui est toujours facile de compléter.

En résumé, les faits que je viens de signaler, et surtout l'état sanitaire actuel de la ville de Lyon, qui, jusqu'à ce jour, avait été préservée de toute épidémie, nous autorisent à conclure :

1° Qu'il est indispensable de contrôler, le plus souvent possible, le degré de salubrité des eaux livrées à la consommation publique ;

2° Que la stricte observation des préceptes d'hygiène publique exigerait que les eaux qui circulent dans les égouts fussent industriellement transformées au moment de leur sortie par les bouches des deux collecteurs principaux de Perrache et de la Quarantaine ;

3° Que l'entretien de tous les canaux souterrains de la ville soit l'objet d'une surveillance aussi incessante que rigoureuse ;

4° Qu'il est urgent de mettre immédiatement les propriétaires d'immeubles en demeure de faire construire des fosses d'aisances dans toutes celles de leurs maisons où il n'en existe pas ; c'est-à-dire que l'arrêté du 19 septembre 1871, signé Hénon et Edmond Valentin, au lieu de rester une lettre morte, ait force de loi et soit mis le plus promptement possible à exécution ;

5° Que les fosses d'aisances soient, partout, minutieusement examinées au point de vue de leur construction et qu'il sera imposé aux propriétaires de les tenir toujours et en tout temps absolument étanches ;

6° Que la vidange des fosses ne soit jamais exécutée que d'une façon complète et toujours suivie d'une appropriation générale de la fosse ;

7° Qu'il soit formellement interdit d'opérer dans aucun quartier et sur aucun point ce que l'on appelle des *allèges,* car ce trop plein des fosses n'a généralement pas d'autre destination que le lit du Rhône, lorsque les voitures du dehors font défaut ;

Que l'Administration fasse étudier le plus promptement possible quel est, parmi les systèmes de vidange actuellement employés ailleurs, celui qui présente le plus de garantie pour la salubrité et l'hygiène de notre grande cité industrielle, et qu'elle s'empresse ensuite de nous doter d'un procédé d'extraction qui nous délivre enfin de celui dont tous les habitants demandent depuis si longtemps la suppression radicale et immédiate.

Je ne suppose pas que les propriétaires d'immeubles s'opposent à ces conclusions pour la piteuse et inacceptable raison qu'en procédant ainsi de nouvelles charges leur seraient imposées. Il y a là un intérêt général que tous, j'en suis convaincu, comprendront, car il s'agit d'une question d'humanité, de haute philanthropie et j'ajouterai même de conservation personnelle, devant laquelle doivent s'effacer toutes les considérations d'intérêts privés, qui deviendraient plus que mesquines en pareilles circonstances.

D'un autre côté, l'administration qui accomplirait cette tâche pourrait être sûre d'avoir acquis, par ce fait, un titre précieux et certain à la reconnaissance publique. C'est d'ailleurs une des plus légitimes satisfactions que puissent rechercher ceux qui administrent la fortune communale.

Une grande ville ne vaut véritablement, en effet, quelque chose que par son hygiène et sa salubrité; car, comme le dit si bien M. le professeur Foussagrives, « la propreté est le pivot de l'hygiène urbaine, comme « elle est celui de l'hygiène personnelle; elle est indis- « pensable dans les conditions ordinaires de la salubrité « des villes, elle l'est encore plus quand leur état sani- « taire est défectueux et, surtout, quand elles sont vi- « sitées par des épidémies. »

Tel est bien le sentiment qui m'a inspiré dans l'étude de cette question particulière à notre ville et à la crise pathologique qu'elle vient de traverser; et quoique mon travail ne m'autorise pas à avoir des vues aussi élevées, je me permettrai quand même et après cette réserve, de le clore par ces éloquentes paroles du savant professeur que je viens de citer :

« J'ai parlé aujourd'hui à ceux qui nous administrent,
« et les éclairant sur la nécessité de moins sacrifier
« d'argent à ce qui se voit et d'en réserver davantage
« pour ce qui fait vivre, j'ai cherché à accroître en eux le
« sentiment de leur responsabilité, au point de vue de la
« salubrité publique. »

Et j'ajoute, que le désir de concourir pour une part quelconque à assurer la santé, le repos et le bien-être de mes concitoyens ayant seul inspiré cette modeste étude, je ne souhaite cordialement qu'une chose : c'est d'avoir réussi.

APPENDICE

Pour faire comprendre quel préjudice porterait à l'agriculture l'application du système de l'écoulement des matières aux égouts, il me suffira d'établir, pour ce qui concerne Lyon, la valeur commerciale de cette masse de matières absolument perdues; car les partisans de ce système n'ont pas encore parlé de le combiner ici avec celui des irrigations ou du colmatage de terrains *ad hoc*, que la ville se verrait obligée de préparer quelque part et à grands frais. Si telle était cependant la pensée des partisans du projet que je combats, je me réserverais d'examiner la question à ce nouveau point de vue et de prouver encore, pièces en mains et par des faits, que l'application du système de l'écoulement ainsi corrigé, présenterait les mêmes dangers, au point de vue de l'hygiène publique, et n'offrirait à l'industrie agricole que des ressources excessivement restreintes, pour ne pas dire absolument illusoires.

Mais étant admis qu'il ne s'agit que de l'écoulement simple des matières dans les eaux de nos deux fleuves, voici la perte annuelle, et pour Lyon seulement, qui résulterait de cette opération malheureuse.

D'après M. Grandeau, directeur de la station agronomique de l'Est, le rendement industriel et commercial des matières provenant

des déjections humaines s'élève, par tête et par an, à la somme de
15 fr. 13 c. qu'il établit de la manière suivante :

1º 48 kil. de matières solides desquelles on extrait.	Azote.............	1ᵏ »	à 2ᶠ 50 le kil.		2ᶠ 52
	Acide phosphorique......	» 493	à » 80	—	» 39
	Po'asse.............	» 171	à » 70	—	» 12
2º 438 kil. de matières liquides desquelles on extrait.	Azote.............	4ᵏ 400	à 2ᶠ 50 le kil.		11ᶠ »
	Acide phosphorique	» 630	à » 80	—	» 52
	Potasse.............	» 835	à » 70	—	» 58

Total......... 15ᶠ 13

Pour une population de 350,000 habitants, le rendement annuel
équivaut à la somme considérable de 5,295,500 francs.

Le système de l'écoulement aux égouts, appliqué aux vidanges
de la ville de Lyon, aurait donc pour conséquence d'enlever à l'agriculture une partie importante des ressources que le pays peut lui
fournir et qu'elle ne peut trouver aujourd'hui qu'à prix d'or ; c'est-
à dire que la ville de Lyon, tout en s'empoisonnant et en semant des
germes de maladie au milieu des populations voisines, jetterait
annuellement à l'eau — c'est le cas de le dire ici — plus de cinq
millions de francs !

www.ingramcontent.com/pod-product-compliance
Ingram Content Group UK Ltd.
Pitfield, Milton Keynes, MK11 3LW, UK
UKHW020141080726
13614UKWH00005B/2348